Quelques-unes des Origines féodales

DU COMTÉ DE MORTAIN

Par Hipp. SAUVAGE

(Extrait de la Revue de l'Avranchin, *bulletin de la Société d'Archéologie d'Avranches et de Mortain)*

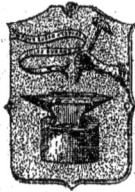

AVRANCHES

IMPRIMERIE TYPOGRAPHIQUE & LITHOGRAPHIQUE DE JULES DURAND

Rues Boudrie, 2, & Quatre-Œufs, 24

1896

(26)

Quelques-unes des Origines féodales

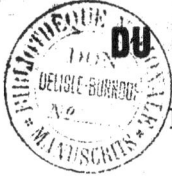

DU COMTÉ DE MORTAIN

Par Hipp. SAUVAGE

(Extrait de la Revue de l'Avranchin, *bulletin de la Société d'Archéologie d'Avranches et de Mortain)*

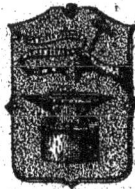

AVRANCHES

IMPRIMERIE TYPOGRAPHIQUE & LITHOGRAPHIQUE DE JULES DURAND

Rues Boudrie 2, & Quatre-Œufs, 24

1896

QUELQUES-UNES DES ORIGINES FÉODALES

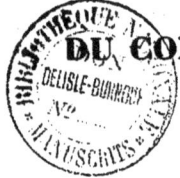

DU COMTÉ DE MORTAIN

I. — FÉODALITÉ

Il serait inutile d'entrer ici dans de longues considérations sur les constitutions de la féodalité. Tous savent que ce régime politique et social, adopté par l'Europe presqu'entière, et parvenu à son apogée sous le sceptre de Charlemagne, a persisté en France, dans la plupart de ses puissantes institutions, pendant environ huit siècles, jusqu'en 1789, époque relativement très récente.

L'économie du régime féodal avait le sol pour base. D'après ce système la propriété de chaque parcelle de la terre était partagée entre le tenancier réel et un seigneur de qui il l'avait reçue. Mais en général, le seigneur tenait lui-même ses domaines d'un chef supérieur, d'un suzerain, dont il était le vassal. Ainsi, dans notre contrée, le comte de Mortain reconnaissait le roi pour suzerain, parceque celui-ci avait remplacé les ducs de Normandie. Et du comte de Mortain relevaient les gentils-hommes et la brillante noblesse à laquelle il avait concédé des fiefs plus ou moins considérables, sous des conditions spéciales et onéreuses, tantôt militaires, tantôt de redevances en nature.

La féodalité avait donc constitué une immense hiérarchie des terres, et en même temps une hiérarchie correspondante des hommes, depuis le vilain, qui n'était le seigneur de personne, jusqu'au roi, qui n'était le vassal que de Dieu. Les obligations réciproques du vassal et du seigneur variaient à l'infini, d'après les termes particuliers de chaque contrat de fieffe et de concession, et d'après les usages locaux. En règle générale, le devoir du seigneur était de protéger son vassal ; celui du vassal de servir son seigneur de son bras à la guerre, de son argent en certains cas, de son avis dans la cour seigneuriale de justice, lorsqu'il y était convié.

La féodalité n'eut rien d'uniforme dans les contrées où elle fut adoptée ; elle eut des caractères très différents d'un pays à l'autre.

De tous les états de l'Europe, c'est en Angleterre que les institutions féodales se sont rapprochées le plus des principes suivis en France, par le fait de la distribution des terres, qui suivit la conquête de 1066, par Guillaume-le-Conquérant. En France même, la féodalité Normande ne ressemble pas à la féodalité Bourguignonne.

Mais partout l'œuvre essentielle de la royauté fut de saper les institutions féodales, éminemment contraires à l'exercice d'une monarchie forte et centralisée. De Louis VI à Louis XIV, en France, la lutte de la couronne contre le régime féodal, qui fut attaqué par elle surtout sous Louis XI et par le cardinal de Richelieu, compose en quelque sorte la trame de notre histoire nationale. La révolution a complété à cet égard l'œuvre de la monarchie.

II. — LE COMTÉ DE MORTAIN

Démembré du vaste duché de Normandie, et donné en apanage à l'un des fils cadets de nos ducs, le comté de Mortain se trouva justement constitué vers le milieu du Xe siècle, au moment où s'agençait l'organisation du régime féodal. A ses premiers possesseurs incomba le soin de construire le château fort, d'entourer la ville de Mortain de murs et de remparts, et d'assurer la défense par les vassaux qui habitaient la contrée et que commandaient les gentilshommes qu'ils assujettirent au guet et à la garde de la forteresse et de la cité.

Mortain s'élevait en effet sur la limite terminale de la Normandie. Il était dès lors à prévoir, et surtout à craindre que des luttes armées pourraient survenir ardentes, incessantes et sans trêves, sur son territoire. Quatre autres châteaux forts lui furent donc adjoints avec les titres de baronnies ; et les lieux choisis furent Le Teilleul, Saint-Pois, alors appelé Cruces, que de Gerville n'a pas su reconnaître, Tinchebray et Les Biards, auxquels Saint-Hilaire-du-Harcouët fut bientôt substitué, à raison de sa situation plus avantageuse et surtout plus voisine de la Bretagne et du Maine.

Ce fut l'œuvre militaire.

III. — RIVIÈRES ET COURS D'EAU
LES PÊCHERIES DE DUCEY

L'organisation civile s'imposait en même temps.

Au premier rang apparaissaient les nobles droits de la pêche et de la chasse, en même temps que ceux des subsistances tant des châtelains que des défenseurs rangés autour d'eux. Nous entrons dès lors dans l'étude du régime féodal organisé autour de ces hommes, et nous devons comprendre que dès les origines du comté de Mortain tout avait été prévu et réglementé selon les prévisions.

Les terres non inféodées, ni aliénées devaient produire des grains, nourrir les têtes de bétail, fournir les fruits ; les cours d'eau durent donner leur contingent, et les forêts apporter leurs bois, leurs pierres et leurs gibiers.

Or la rivière de Sélune qui prend naissance dans la forêt de Lande-Pourrie et qui traverse le Val de Mortain dans sa plus grande longueur, devint à Ducey, là où de tout temps elle fut le plus poissonneuse, le siège des pêches principales destinées aux approvisionnements. Il fallait naturellement réprimer le maraudage et organiser la défense des rives que personne n'eut respectées. Il devenait de plus nécessaire d'empêcher la pêche à certaines saisons qui devaient être observées. Des agents du comté furent embrigadés et une administration complète dut être certainement créée d'une façon régulière.

IV. — LA FIEF-FERME DU MESNIL-THÉBAULT

Cependant, soit que des abus aient été reconnus, soit que la surveillance fût difficile pour le château, à raison de la distance qui le séparait de Ducey, ou pour toute autre raison, le roi Philippe le Hardi, alors comte de Mortain, préféra consentir, en l'année 1271, au mois de décembre (1), aux habitants de la paroisse du Mesnilthébault, la fief-ferme des pêcheries de Ducey. Le prix stipulé pour l'avenir fut de 15 livres de rente annuelle.

Cette charte importante qui existe toujours (2), que nous avions indiquée dès l'année 1882 (3), et que les deux auteurs des deux monographies récentes du Mesnilthébault (4) n'ont pas connues parce qu'ils n'ont pas voulu en demander administrativement une copie qu'il leur était très facile d'obtenir, cette charte, disons-nous, a été l'objet d'interprétations inexactes et que nous désirons rétablir dans leur sincérité parfaite. Il est essentiel de le faire parcequ'elle servait encore de base en 1758 aux agents fiscaux du duc d'Orléans pour la perception des revenus de leur domaine de Mortain (5).

Bail à ferme fut donc consenti par le roi, en 1271, au profit de Guillaume Le Meignen, de Pierre Regnard, d'Etienne du Fretay, de Guillaume d'Avalis, et de la généralité des habitants du Mesnilthébault de la fief-ferme dudit lieu, consistant en diverses rentes en deniers à lever sur les fiefs de la Noblerie, de la Sagerie, de la Guérinière, du Teil, de la Guillardière, de la Thebergère, de Beauvoys, du Moulinet, du Châtelier, de la Touche, de la Halenière et de la Guyonnière. Par le même acte, le roi donnait en même temps à ses fief-fermiers une place sise à la fontaine du Fretay, pour y établir un moulin, un bief et un tournant d'eau. Il y ajoutait encore les reliefs des rotures. Les habitants, c'est-à-dire les fief-fermiers du Mesnilthébault

---

(1) Sommaire du noble du comté de Mortain. Manuscrit des archives de la Manche.

(2) Archives de la Manche. Domaine royal. A. n° 1441. Liasse.

(3) Annuaire du département de la Manche, 1882, p. 18.

(4) Bulletin de la Société Archéologique d'Avranches, t. VI., p. 297 à 308.

(5) Terrier du domaine de Mortain, dressé par Hauton.

revendiquèrent en retour auprès du commissaire royal l'exemption du guet et de la garde au château de Mortain, parcequ'étant, disaient-ils, astreints nuit et jour à la surveillance et à la défense des pêcheries de Ducey, ils ne pouvaient se trouver dans deux endroits à la fois. Ils réclamèrent aussi toutes franchises dans les foires et marchés du comté de Mortain, et l'exemption des droits de coutumes, de travers, de trépas et de toutes autres redevances. Acte de leurs prétentions leur fut accordé et ils se virent octroyer tous ces privilèges.

Cependant au siècle suivant ces droits furent l'objet de contestations. Le 19 octobre 1320, le roi Philippe V donna mandement au bailli de Cotentin et au vicomte de Mortain, pour faire l'information des franchises des habitants du Mesnilthébault par tous les villages situés entre les *rivières d'Orne et de Coesnon, à raison de la garde des pêcheries de Ducé qu'ils s'étaient obligés de défendre jour et nuit* (1). Plus tard encore, une sentence intervint, le 14 juin 1379, après une nouvelle information de ces mêmes franchises. La communauté des habitants du Mesnilthébault fut alors déclarée définitivement exempte du droit de coutume dans les foires et dans les marchés, aussi bien que du guet et de garde au château de Mortain (2).

Ce fut sur ces bases, restées sans contestation, qu'Ernier de la Ferrière rendit aveu au duc de Montpensier, le 7 juillet 1565, au nom des hommes et tenants du Mesnilthébault, de la fief-ferme du Mesnilthébault, vulgairement appelée le fief du Mesnilthébault et des pescheries de Ducey (3).

A cet égard, le Terrier de 1758, dressé par Hauton (4), s'exprimait dans les termes suivants : « Fief-ferme du Mesnilthébault.
» Cette partie est tenue par la communauté des habitants, par
» concession ancienne. Ils étaient obligés de faire la garde des
» pescheries de Ducé, jour et nuit, à leur dépens ; au moyen
» de quoi ils étaient francs de coutume par tout le comté. —
» Ils prétendent jouir encore des mêmes droits. — Ainsi cet

---

(1) Sommaire du noble. Manuscrit déjà cité.
(2) Sommaire   id.
(3) Sommaire   id.
(4) Copie que nous avons sous les yeux.

» objet est peu intéressant, ne produisant non plus que les biens en main morte, aucun bénéfice. »

V. — FIEF-FERMIERS & FIEF-FERME

Or, en présence de pareils actes, en leur laissant l'interprétation et le sens le plus large, et selon l'expression ancienne de la langue française (1), est-il permis de voir autre chose que les traits caractéristiques de la fief-ferme, c'est-à-dire d'une concession, d'une aliénation à perpétuité par le seigneur suzerain, d'un droit déterminé au profit des habitants du Mesnilthébault, moyennant le paiement annuel d'une rente presque dérisoire, dont le chiffre était fixé définitivement pour l'avenir, et qui en fut réellement payée jusqu'au moment de la vente du domaine de Mortain par Philippe-Egalité, en octobre 1792.

Ce mode d'aliénation, comme l'a observé le savant M. Léopold Delisle (2), se trouva employé dès le commencement du XIIᵉ siècle. Surtout à partir de la conquête de la Normandie par Philippe-Auguste, les seigneurs à l'exemple de leurs souverains, transformèrent souvent en fief-fermes les domaines non fieffés, ou les portions du domaine fieffé qui leur faisaient retour.

En présence de ces preuves irréfutables, nous sommes dès lors amenés à conclure ceci :

Philippe-le-Hardi, comte de Mortain, voulant assurer la conservation de ses droits très appréciés de la pêche dans son domaine, sur tous ses nombreux cours d'eau, imposa aux habitants du Mesnilthébault la garde et la défense constantes, jour et nuit, des pêcheries de Ducey. La redevance était minime. En retour de leur service, certainement onéreux, ils reçurent des avantages très appréciables.

Maintenant dans quel sens devait-on interpréter la charge qui leur était faite du guet et de la garde des rives de la Selune ? c'est ce que nous ne saurions trop dire.

(1) Frédéric Godefroy. Diction. de l'ancienne langue française, t. III.
(2) Les classes agricoles en Normandie, p. 46.

Il est certain que les comtes de Mortain restèrent les maîtres et les suzerains des pêcheries de Ducey. Au milieu du XVIᵉ siècle, le duc de Montpensier les fieffa notamment au célèbre Gabriel de Montgommery qui dut nécessairement accepter le concours des habitants du Mesnilthébault, fief fermiers (1).

A partir de l'an 1271, les habitants du Mesnilthébault devinrent-ils des gabelous (2), selon le mot populaire que nous trouvons dans Froissard (3), et qui servait à désigner les employés de la gabelle, aujourd'hui les employés de la douane et de l'octroi ? C'est-à-dire furent-ils érigés en surveillants armés ayant à remplir uniquement l'office de surveillants du bon ordre et de la morale ? Nous ne pensons pas que leur mission fut limitée à cela.

Devinrent-ils eux-mêmes les fournisseurs chargés du ravitaillement des poissons nécessaires au château de Mortain ? En un mot les fief-fermiers des pêcheries ne furent-ils pas constitués les poissonniers attitrés et constants du roi et des comtes de Mortain, lorsque ce domaine eut été aliéné de nouveau ? Il est très légitime de le croire.

Nous y sommes d'autant plus autorisés qu'en réalité l'administration des eaux et forêts ne formait qu'un seul et unique corps et ressortissait d'une seule juridiction.

VI. — FORÊTS DOMANIALES

Selon nous, entre les garde-forestiers et les garde-pêches il devait y avoir identité parfaite.

Or, si les garde-chasses étaient constitués régulièrement en sergents ; s'ils avaient non seulement la mission d'arpenter nuit et jour les sentiers mêmes impénétrables des forêts ombreuses, ils avaient le devoir aussi de constater les contraventions de toute

---

(1) L'abbé Desroches. Ann. civiles, militaires et généalog. d'Avranches, p. 374.

(2) Nous déclarons ici qu'il est loin de notre pensée d'employer un terme qui pourrait être considéré comme une expression de dénigrement.

(3) Pour réjouir le peuple, toutes... gabelles furent ostées. Froissard. II. II. 74.

nature, tant comme attentat à la propriété, qu'aux droits de chasse, dont les seigneurs se montrèrent fort jaloux dans tous les temps. Les garde-chasses devaient donc verbaliser et dresser tous procès-verbaux. De même ils étaient tenus de faire la police de l'auditoire et d'y appeler les causes ; en un mot, ils en étaient les huissiers.

Il en devait être absolument de même des garde-pêche des pêcheries de Ducey, c'est à dire des fief-fermiers du Mesnilthébault, qui devaient faire les mêmes fonctions.

Nous avons la conviction que les garde-chasses apportaient le gibier au château de Mortain : de même les garde-pêches du Mesnilthébault devaient y transporter les poissons. Parfois ils avaient certainement des ennuis, des fatigues et des veilles ; en revanche ils savaient trouver leurs jours et leurs heures de satisfactions. Une belle pièce apportée au château et cueillie aux rives fortunées de Ducey était toujours bien accueillie. De même, quand chaque année un garde-forestier apportait à Monseigneur d'Avranches ou au grand doyen du chapitre de Mortain, de la part du roi, le cerf auquel chacun d'eux avait droit dans la forêt de Lande-Pourrie, pour sa dime de venaison, il ne rapportait pas au logis qu'une simple bénédiction ou le souvenir d'une patenôtre ; sa course lui était généreusement rémunérée sans nul doute. Il ne viendra à la pensée de personne que les prélats fussent dans la nécessité de venir d'Avranches jusqu'à Mortain prendre livraison de la bête. De même les fief-fermiers garde-pêche devaient être tenus d'apporter eux aussi leurs captures.

Nous ferons connaître un jour les nombreuses quittances délivrées en 1377, en 1379, en 1391, en 1393, par les évêques Robert de la Porte, Laurent de Faye et Jean de Saint-Avit. Ces pièces existent toujours et elles sont intéressantes (1).

VII. — SÉJOUR DES ROIS DE FRANCE A MORTAIN

Mais continuons notre examen des origines féodales du comté de Mortain.

(1) Bib. nat. Fonds franc. Manuscrits. 20.879 nos 102, 104, 105 et 106.

Plusieurs aveux rendus par les tenants de la vavasserie (1) de Courbocey (Courbossé), (2) située en la paroisse de Bion, constatent qu'à eux revenait l'honneur de garder la porte (l'huys) de la salle du Roi au chateau de Mortain, chaque fois qu'il plaisait au souverain d'y venir. *Durant son premier dîner seulement* M. de Courbocey devait *rester en faction armé et hallebarde en main.* Puis, le repas terminé, il prenait lui-même son dîner avec les *gens de la seconde table.* En compensation il avait certaines *franchises* et *libertés* dans la forêt.

En 1393, Guillemot de Boudey, écuyer, s'était présenté devant Jean de Vendôme, grand maître des eaux et forêts de la Normandie, pour lui justifier de ses titres. Il lui avait exposé qu'il devait foi et hommage au roi pour Courbocey, et ses droits avaient été régulièrement reconnus (3). Plus tard, en 1611 et en 1686, les ducs de Montpensier en avaient reçu les aveux de la famille Séquard. Dans ces actes, il avait été constaté que mademoiselle de Montpensier pouvait exiger les mêmes devoirs, à la représentation du roi (4).

En 1758, Séquard possédait toujours Courbocey (5). Ce domaine appartenait, en 1763, à Mᵉ Roussel, avocat à Mortain (6).

On ne saurait douter que ces obligations n'aient été même assez souvent remplies, surtout aux xⅡᵉ et xⅢᵉ siècles. Les souverains sont venus assez fréquemment même à Mortain, où nombre de chartes ont été signées par Henri II et Jean Sans Terre, rois d'Angleterre, et plus tard par saint Louis. Leurs diplômes existent toujours et nous en reparlerons dans d'autres circonstances.

Cependant un acte que nous avons vu au chartier de Mortain, et qui doit avoir été transféré aux archives de Saint-Lo, mérite une mention plus particulière.

---

(1) Cette vavasserie doit remonter à la création du comté de Mortain. — Depuis le roi Saint Louis il n'a plus été créé que des fiefs. D'Hozier, p. 227. Le Héricher, Avranchin mon. hist. t. 2, p. 550.

(2) Courbocey est souvent qualifié masure d'après certains actes.

(3) Archives de la Manche. Domaine royal. A. 862. Bion.

(4) Archives de la Manche. Domaine royal. A. 864. Bion.

(5) Terrier du domaine de Mortain, dressé par Hauton.

(6) Archives de la Manche. Domaine royal. A. 862. Bion.

Il constate qu'en présence du roi Charles VIII, étant à Mortain, le 10 octobre 1487, certificat fut délivré à Jehan Séquard du service dont il s'était acquitté envers Sa Majesté. Autorisation lui fut, en conséquence, accordée de jouir et d'user des droits que lui conféraient *la masure de Court Bocey*. Du reste, le 10 mars 1542, les deux frères Michel Séquard et Pierre Séquard se présentèrent devant André des Vaulx, écuyer, grand maître des eaux et forêts de Mortain, et lui produisirent les titres qu'ils possédaient.

Le 1er était du 13 juin 1402. Il émanait de Hector de Chartres, chevalier, enquêteur et réformateur général des eaux et forêts de Normandie et de Picardie. Le 2e, du 15 janvier 1460, était de Guillaume de Pontbellenger, chevalier, conseiller chambellan du roi et maître des eaux et forêts du comté de Mortain. Le 3e, de 1487, est ci-dessus relaté. Les frères Séquard furent donc maintenus sans contestation dans leurs privilèges.

VIII. — LES NEUF MASURES DE BION

En compensation du suprême honneur qui revenait au sieur de Courbocey, de servir le dîner du roi, la paroisse de Bion avait reçu une bien lourde et bien pénible charge qui retombait sur les tenants ou détenteurs de ses neuf masures, nommées le Bourg de Bion, Virey, Poulain, l'Etarcherie, le Parc Jamault, la Freschardière, Loisellière, les Fieffes de haut et de bas et le Toupet (1).

Trois sentences rendues à la juridiction des eaux et forêts de Mortain, aux années 1424, 1611 et 1715, ainsi que plusieurs aveux constataient que les possesseurs de ces neuf masures prenaient dans la forêt de Lande-Pourrie *bois à bâtir, à chauffer, à ramer leurs pois et droits de panage* (2) *et de pâturage* (3).

(1) Archives de la Manche. Domaine Royal. A. 851. Bion.
(2) Panage, droit de faire paître les porcs dans une forêt.
(3) Le droit de pâturage devait s'appliquer à la race bovine.

Ils avaient aussi pierre à bâtir et étaient exempts de coutumes (1) dans tout le comté de Mortain.

Mais les tenants des neuf masúres devaient voiturer les bois nécessaires pour les réparations du château, pour le *four à ban* (2), *les moulins, geole* (3) *le gibet et le pilori de Mortain et les pêcheries de Ducey* — justement ces pêcheries concédées aux habitants du Mesnilthébault, en 1271, et dont nous nous sommes déjà occupé.

Enfin, ces mêmes tenants, — car tout était prévu et pondéré dans le régime féodal, — ces tenants, disons-nous, *tournaient l'échelle du gibet, quand on faisait justice.* Ils devaient également scier, cueillir et battre les blés des condamnés et des forbannis, en la sergenterie Hallé, et ils en conservaient pour eux le 5ᵉ boisseau (4).

Des actes plus modernes du xviiiᵉ siècle (5) précisaient davantage en leur imposant d'apporter au château le bois de chauffage et de construction, et les bois de la justice patibulaire, quand il y avait des exécutions. Quant à ce dernier et certainement bien pénible devoir, nous croyons qu'il était bien rare, parceque la peine de mort ne fut guère prononcée qu'une fois au cours de chaque siècle ; et encore les exécutions ne furent-elles bien souvent que par effigie (6). La peine du pilori fut plus fréquente évidemment.

Une dernière obligation des Masures de Bion était de *garder la porte de l'auditoire de la justice, les séances tenantes, et de porter au dit auditoire la paille en hiver et le jonc en été* (7).

---

(1) Ce droit devait consister dans le paiement d'une légère rétribution en argent pour tout ce qui était présenté dans les foires et dans les marchés.

(2) Le four à ban de Mortain existe toujours. Il est à l'endroit nommé la place du Tripot.

(3) La geole ou prison était dans l'emplacement qu'occupe actuellement le marché. Elle a été démolie vers 1840 ou 1842.

(4) Archives de la Manche. A. 845. 846.

(5) Archives de la Manche. A. 849.

(6) Nous avons publié une sentence à la peine de mort prononcée en 1572, et qui avait condamné le supplicié à être écartelé.

(7) Archives de la Manche. A. 849.

IX. — LA BRUYÈRE DE LA JUSTICE A ROMAGNY

Nous avons eu sous les yeux le dossier concernant la dernière condamnation à la pendaison prononcée au bailliage de Mortain, vers 1780. Des témoins de l'exécution qui s'en suivit nous en ont donné les détails.

La potence, dans ces temps, était hissée au centre même de la ville, là où primitivement était le bassin, en face des fenêtres du Cercle actuel. Une fois l'opération terminée on transportait le cadavre du supplicié loin de la cité, dans la lande de Romagny, qui était comme le Montfaucon de Mortain et qui est désignée sous le nom de Bruyère de la justice. Elle ne présente rien de remarquable : seulement, elle est traversée dans toute sa longueur par le chemin qui conduisait à Juvigny et à Avranches, et elle borne l'horizon de Mortain dans sa partie méridionale.

Cette bruyère faisait partie, croyons-nous, du fief de la Bourdonnière, qui, dans ses aveux, relatait toujours cette servitude à laquelle elle était soumise de supporter le gibet en permanence de la haute justice comtale (1). Il existe de très anciens plans de cette immense bruyère. Il nous serait facile même de reproduire le gibet de Mortain, d'après les dessins qu'en possèdent les archives nationales (2), de même que les archives de la Manche (3).

X. — PRÉTENDUS ANNOBLISSEMENTS DES HABITANTS DU MESNILTHÉBAULT

Dans les conditions que nous avons longuement relatées est-il possible de trouver un annoblissement accordé par le roi, en l'année 1271, à l'ensemble et à la généralité des habitants de la paroisse du Mesnilthébault.

---

(1) Archives de la Manche. A. 1559. Romagny.
(2) Archives nationales.
(3) Archives de la Manche.

Nous répondons non de la façon la plus catégorique. Un acte de constitution d'un fief-ferme n'a aucun trait de ressemblance avec un acte quelconque d'annoblissement. Dans le fief-ferme du Mesnilthébault il n'y a pas l'ombre d'un octroi de cette nature. On ne saurait donc admettre l'allégation produite dans la 2ᵉ monographie du Mesnilthébault, dans ces termes : « dans » le langage vulgaire, tous les habitants étaient indifféremment » appelés des nobles hommes du Mesnilthébault (1). »

Nous avons possédé l'expédition authentique des lettres patentes royales accordées en 1638 par Louis XIII aux habitants de la Basouge, près de Louvigné-du-Désert, au diocèse de Rennes (en Bretagne). Nous avons offert cette pièce intéressante, datée du 25 janvier 1639 à la Bibliothèque Nationale et nous en avons donné une copie exacte à la Société d'Archéologie d'Avranches. On peut dès lors comparer et se rendre un compte exact des formalités qui étaient accomplies dans les circonstances d'annoblissement. Qu'il fût question d'un seul individu ou de l'ensemble des habitants d'une paroisse, l'acte disait, à tout le moins, nous annoblissons.

Nous n'inventons rien et nous justifions au contraire que des annoblissements par masses de populations ont été faites parfois. Mais il y a loin de là à l'annoblissement, en 1271, des vassaux du Mesnilthébault devenant fiefs-fermiers, c'est-à-dire des hommes maintenus dans une condition très subalterne de simples surveillants des cours d'eau du comté de Mortain et d'employés à la défense des pêches du prince.

Certainement les suzerains ont distribué dès le principe les parcelles de leur domaine, sous titres de fiefs à leurs guerriers. Ils l'ont fait à des conditions plus ou moins onéreuses. Mais quant au Mesnilthébault, le roi Philippe III n'y a abandonné la direction de son domaine qu'en y établissant de simples fief-fermiers. Durant cinq siècles entiers (de 1271 à 1792), ils n'ont jamais été traités par le château qu'en cette unique qualité (2).

(1) Bull. de la Soc. d'archéolog. d'Avranches, 1894, p. 313.
(2) Terrier du domaine de Mortain, dressé par Hauton.

XI. — LES COMTES DE MORTAIN

SEIGNEURS SUZERAINS DU MESNILTHÉBAULT

A proprement parler continue M. Guérin (1), il n'y avait pas de seigneur de la paroisse du Mesnilthébault.

Mais alors que deviennent les déclarations nombreuses d'inféodations renouvelées de siècle en siècle par la communauté des habitants de cette paroisse? Que signifient donc les aveux qu'ils ont passés le 25 février 1551, devant le vicomte de Mortain, puis renouvelés le 7 juillet 1565 à Louis de Bourbon, duc de Montpensier (2)? Ces pièces, que nous pouvons représenter, ne sont en touts points que la reproduction, dans des termes identiques de ceux que comportait la constitution de leur fief-ferme. Il ne suffit pas de vouloir nier la sincérité des faits de l'histoire et de refuser une lecture. Car enfin, dans toute l'étendue de leur comté de Mortain, les rois de France ou leurs délégués y ont constamment joui de l'autorité souveraine.

Pas de seigneur, dites-vous, au Mesnilthébault? Que serait alors devenu ce principe qui était la base dominante du régime féodal, le fondement spécial de la législation : « il n'est nulle terre sans seigneur. » Le Mesnilthébault eut donc été le seul point qui, dans toute l'étendue de l'ancien et immense empire de Charlemagne, eût subi une exception unique à la règle générale et immuable adoptée dans tous les états de l'Europe.

Encore une fois, le contraire ne saurait être admissible : ce serait une hérésie. Les comtes de Mortain ont toujours été les seigneurs suzerains du Mesnilthébault.

C'était incontestable et indiscutable. Jamais qui que ce soit ne l'a contesté.

---

(1) Revue de l'Avranchin. 1894, p. 313.
(2) Pitard. Nobiliaire du comté de Mortain: — Sommaire du noble. Mlle des Archives de la Manche. — Arch. de la Manche. A. 1441.

XII. — LES FIEFS NOBLES ÉTABLIS AU MESNILTHÉBAULT

Tous les habitants de la paroisse du Mesnilthébault furent les fief-fermiers du comte de Mortain. Il n'y eut d'exception qu'en faveur du fief des Genetais qui, constitué et donné dès le x⁰ ou le xi⁰ siècle, se trouva forcément en dehors des conditions du traité postérieur de 1271. Quant aux autres, qui furent probablement formés ultérieurement à cette date, le fief d'Avalis notamment, ils durent subir les conditions imposées à la généralité des paroissiens. Du reste, un certain nombre de familles nobles habitèrent dans tous les temps au Mesnilthébault, et nous ne pensons pas que leur qualité de fief-fermiers ait jamais été considérée comme un motif de dérogeance. Ils avaient évidemment toute latitude de s'acquitter de leurs charges dans la personne de leurs vassaux ou de leurs domestiques. Entres ces gentilhommes, nous remarquons les Avenel, les de la Ferrière, les de Boisyvon, les du Buat, les de Bordes, etc.

Le manoir et le domaine d'Avalis, particulièrement, fut l'objet d'un échange, le 9 décembre 1512, entre Bertrand du Parc, seigneur de Bernières et Jean Avenel, seigneur de Cresnay. L'acte en fut passé par les tabellions d'Avranches. Du Parc céda le haut manoir de Saint Pierre de Cresnay et Avenel reçut Avalis (1).

XIII. — LES GENETAIS

Demembré du domaine des comtes de Mortain dès la création du comté, le fief des Genetais était un 8⁰ de haubert (2). Il relevait immédiatement et directement du comté de Mortain (3).

De nombreux actes de foi et d'hommages, et des aveux multiples, en ont été rendus à diverses époques.

---

(1) Bib. nationale. Manuscrits. Carrés de d'Hozier, volume 47. Vol. Avenel.
(2) Charte de Navarre. — Aveux et hommages.
(3) Sommaire du noble. Aveux et hommages. — Terrier de Hauton.

AVEUX

Le 2 septembre 1399, par Martin d'Isigny, écuyer.

Le 24 mai 1494, par Michel de Brecey, écuyer.

Le 18 juin 1533, par Julien d'Anfernet, écuyer.

Le 28 février 1551, par Jacques d'Anfernet, écuyer.

Le 7 juillet 1565, par Ernier de La Ferrière, tuteur de Françoise de Brécey.

Le 17 mars 1584, par la même Françoise de Brécey.

Le 24 août 1623, par Françoise Georges, veuve de Jacques de Hauteville, tutrice de ses fils.

. . . . 1775, par . . . . . . de Hauteville.

HOMMAGES

En septembre 1399, par Martin d'Isigny.

En novembre 1499, par Michel de Brécey.

En mai 1532, par Julien d'Anfernet.

Le 3 décembre 1700, par Jean de Hauteville.

D'après toutes ces pièces, les seigneurs des Genetais devaient le service militaire, autrement nommé le service *d'ost*, au château de Mortain (1).

Ce fief des Genetais comprenait les *aînesses* de la Neubertière, de la Guérinière, du Teil, du Moulinet, de la Thebergère, de la Mordantière, de la Martinière et de la Grandière (2).

Constitué au moins trois siècles avant que Philippe le Hardi octroyât, en 1291, le fief-ferme des pêcheries de Ducey à la communauté des habitants du Mesnilthébault, le fief des Genetais, qui se trouvait ainsi soustrait de fait à son autorité, n'avait pu, d'aucune façon être assujetti aux devoirs et aux obligations ni aux charges imposées à ceux-là. Cette charte nouvelle ne pouvait avoir un effet retroactif et jusqu'aux premières années du XVIIe siècle, elle ne fut l'objet d'aucune contestation ; les droits réciproques de chacun furent parfaitement limités et toujours respectés.

Nous verrons ce qui advint plus tard.

---

(1) Somm. du noble. — Archives de la Manche. A. 1441. — Brussel. Dict. des fiefs de Normandie. Manuscrit des archives nationales. PP. 24.

(2) Aveux divers et particulièrement celui de 1584. — Sommaire du noble du comté de Mortain. Manuscrit des Arch de la Manche.

PIÈCE JUSTIFICATIVE

Archives départementales, communales et hospitalières de la Manche

LETTRES-ROYAUX DE PHILIPPE LE HARDI

DE DÉCEMBRE 1271

De très hault et très puissant prince et seigneur Monseigneur Loys de Bourbon, Duc de Montpensier, pair de France, souverain de Dombes, prince Daulphin d'Auvergne, conte de Castres et de Mortaing....., les hommes et tenans en Seigneurye du Mesnilthebault, fondés par nobles hommes Ernier de la Ferriere, sieur de Carolle, et Thomas Parain, sieur de la Menardière, tant en leurs noms que comme procureurs des aultres hommes, seigneurs et tenans des fief-fermes du gage-plege, dudit lieu du Mesnilthebault et des pescheries de Ducey, confessent et advouent tant en leurs dits noms que aux noms que dessus, tenir de mon dit Seigneur par foy et hommage, à cause de son dit conté de Mortaing, ung fief-ferme, vulgairement appelé le fief du Mesnilthebault et pescheries de Ducey, lesquels fief et pescheries sont tenus par les dits hommes et seigneurs suyvant les chartes de ce faictes de très hault et illustre prince de bonne memoire Philippe, jadis Roy de France, et en doibvent les rentes, services et subjections mentionnés aux dites chartes et executoires, main levées qui en ont esté décernés desquelles chartes et executoires la teneur ensuyt :

Philippus, Dei gratia Francorum Rex.

Notum facimus universis tam presentibus quam futuris quod nos Guillermo Le Maignen, Petro, Regnard, Stephano de Fretay, Guillermo Davalis, et aliis homibus tenentibus de nobis apud Mesnillotheobaldum ac eorum heredibus ad firmam perpetuam tradidimus, concessimus pro quindecim libris turonensium redditus nobis annuatim persolvendos, medietatem videlicet ad sacraram (sic) Pasche et etiam medietatem ad sacrarum (sic) Sancti Michaelis, Mesnillothebaldo, videlicet centum quattuor solidos redditus et septem solidos pro regardis, super Noberteriam decem solidos et decem denarios turonensium, super Sageriam duos solidos et duos denarios, super feodum de la Guerrinière *tres solidos tres denarios* duos solidos et decem denarios, super feodum du Teil tres solidos tres denarios, super feodum de la Gaillardière tres solidos tres denarios, super feodum de la Thebergère tres solidos octo denarios, super feodum de la Dalyaie quinque solidos, super feodum de la Rue tres solidos, super feodum de Beauvoys duos solidos sex denarios, super Vallem Fenier duos solidos sex denarios, super feodum du Moullinet quindecim denarios, super feodum de la Mordantière et Davalis quinque solidos, super Guillermum Signon vel heredes suos quindecim. denarios, super feodum Bonnet duos solidos sex denarios, super feodum du Fourceel duos solidos sex denarios, super feodum de l'Ostelerie duos solidos sex denarios, super feodum du Fretay duos solidos sex denarios, super feodum de la Ducquerie sex dolidos et duodecim denarios pro regardis, super feodum du Chastelier octo solidos et duodecim denarios pro regardis, super feodum de Tusca duodecim solidos et duodecim denarios pro regardis, super feodum de Bernières duodecim solidos et duodecim denarios pro regardis, super feodum de la Hussinière sex solidos et duodecim denarios pro regardis, super feodum de Hamello octo solidos et duodecim denarios, super feodum de la Guyonnaisière sex solidos et duodecim denarios pro regardis.

Item, quandam plateam sitam ad fontem du Fretay, in qua poterunt quoddam molendinum construere et bietum et turnacionem aque pro aqua. Item, releveia rusticorum et simplicem

justiciam et hommagia eorumdem, necnon terrarum et red-
dituum et venditum, salvo tamen jure in omnibus alieno et
recenti, spade placito cum pertinentibus ad placitum spade ferre
facturum, gardis, releveiis feodorum terre integrorum, ac etiam
partitorum et garda pischarie de Ducey, et jure patronatus, si
quod nobis competat in forma predicta.

Si autem occasionne premissorum inter ipsos et homines
tenentes de dicto feodo contingat aliquam oriri querelam, volumus
quod ad primas assisas seu placita nostra..... et essonie audiantur
ac etiam terminentur. Et si premissa ad firmam tradita aliqui
in aliquo teneantur, ipsi ac eorum heredes tenentur ad faciendum
et reddentum ea que pro jure debent fieri sive reddi. De dicta
autem firma nobis annuatim, ut dictum est, solvenda, quilibet
predictorum tenentium decem solidos turonensium annui redditus
super totum hereditagium suum quod tenent a nobis in con-
trapleginus posuerunt, unacum predicta firma remansuros, si
ipsos aut herredes eorum a contractu hujusmodi contingeret
resilire.

Quod ut ratum et stabile permaneat in futurum, presentibus
litteris nostrum fecimus apponi sigillum.

Actum et datum anno Domini millesimo ducentesimo septua-
gesimo primo, mense decembris.

Donné au dit lieu de Mortaing, septieme jour de juillet l'an
mil cinq cens soixante et cinq.

Le présent extrait est certifié conforme à l'original existant
aux archives de la Manche, sous la classification A. 1441.
Par moi archiviste de la Manche.

Saint-Lo, le 25 juin 1896,

Signé : F. DOLBET.

www.ingramcontent.com/pod-product-compliance
Lightning Source LLC
Chambersburg PA
CBHW050438210326
41520CB00019B/5978